CONSEILS

AUX EUROPÉENS

QUI PASSENT DANS LES PAYS CHAUDS,

ET NOTAMMENT AUX ANTILLES.

IMPRIMERIE DE L'AIMABLE JEUNE.

CONSEILS

AUX EUROPÉENS

QUI PASSENT DANS LES PAYS CHAUDS,

ET NOTAMMENT AUX ANTILLES;

Par A.-J. DARISTE, d. m.

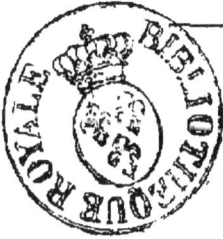

BORDEAUX,

CHEZ LAWALLE JEUNE ET NEVEU, LIBRAIRES,

ALLÉES DE TOURNY, N°. 30.

1824.

CONSEILS

AUX EUROPÉENS

QUI PASSENT DANS LES PAYS CHAUDS,

ET NOTAMMENT AUX ANTILLES.

Les relations continuelles que Bordeaux entretient avec les Antilles, me font un devoir d'éclairer les commerçans et les marins sur les précautions à prendre. quand ils se proposent de voyager dans ces régions et quand ils y arrivent.

Les transitions brusques produisent sur notre corps une secousse relative, qui, portant son action sur nos organes, influe l'ordre des fonctions et en dérange l'équilibre, d'où résulte une altération de la santé. Les Européens surtout qui passent d'un climat tempéré dans celui de la zone torride éprouvent ces secousses. Elles sont d'autant plus fortes, que la différence des climats est plus grande ; aussi, observe-t-on que les individus qui ont habité les régions du Nord sont plus sujets aux maladies des pays chauds, et que chez eux généralement elles se présentent avec plus de gravité.

Pour rendre la transition moins funeste, je pense que le temps le plus convenable pour entreprendre ces voyages est vers la fin de Septembre ou au commen-

cement d'Octobre. On a alors l'avantage d'être déjà
un peu acclimaté avant l'époque des fortes chaleurs;
car la température est très-supportable aux mois de Dé-
cembre, Janvier et Février. Les mois de Mars, Avril
et Mai sont ordinairement secs : on y observe beaucoup
moins de maladies, et celles qui y règnent alors sont
généralement moins graves.

A la Martinique, lors des épidémies de fièvre jaune,
j'ai toujours observé que ces trois derniers mois étaient
ceux où il y avait le moins de malades. L'Européen
sera donc moins exposé à contracter cette maladie,
puisqu'il aura au moins une année d'acclimatement
avant l'époque où elle règne avec plus d'intensité. Cependant, à la saison des sécheresses et dans les lieux
voisins des marais, on voit des maladies produites par
les effluves marécageux, toujours très-abondans par
l'exposition des vases aux rayons du soleil. Mais cette
circonstance n'est pas générale : elle tient aux localités,
comme cela a lieu dans plusieurs pays d'Europe.

Quand on doit faire un voyage aux Antilles, il convient de tenir un certain régime quelque temps avant
de s'embarquer, de le continuer pendant la traversée,
et à plus forte raison à l'arrivée.

Ce régime consiste à se nourrir plus particulièrement
de substances végétales, de poisson, de viandes
bouillies ou rôties : il faut n'en prendre qu'avec mo-
dération ; on sera surtout fort sobre sur l'usage des
boissons alcooliques, et on évitera avec soin tout ce
qui peut porter une excitation vive. Il faut également
être fort réservé sur l'acte vénérien! J'ai vu nombre

d'individus, dans les Colonies, succomber à la suite de ces excès.

Le choix du bâtiment où on doit s'embarquer est une précaution qu'on ne doit pas négliger. J'ai observé que les équipages des navires qui sont mal tenus, qui ont beaucoup de monde et des vivres de mauvaise qualité, ont plus de malades, et que leurs maladies sont plus graves. Les précautions à prendre pour remédier à toutes ces causes d'insalubrité, regardent principalement les capitaines et les armateurs.

Il faut, autant que possible, bannir toute espèce d'inquiétude : la frayeur d'être atteint de la fièvre jaune a causé les plus grands maux. J'ai vu des personnes en être tellement effrayées, que leurs facultés intellectuelles étaient troublées même avant que d'être malades. Presque toutes ces personnes ont succombé.

Les chagrins concourent également au développement de la fièvre jaune. Les personnes qui ont une sensibilité vive, une imagination ardente, chez qui les affections morales sont fortes, la prennent plus facilement et courent le plus grand danger. Depuis la révolution, les épidémies de fièvre jaune ont été plus meurtrières : cela s'explique par la disposition d'esprit où se trouvaient les personnes qui se rendaient en grand nombre aux Colonies, avec l'espoir d'y rétablir leur fortune, après avoir éprouvé les peines les plus cuisantes.

Durant la traversée, on restera souvent sur le pont, où on respirera un air plus pur et plus salubre que dans l'intérieur du bâtiment. Cependant, on évitera la forte impression des rayons solaires, surtout à l'ap-

proche du tropique. En arrivant aux Colonies, on aura
soin de se loger dans des lieux aérés et éloignés, autant
que faire se peut, des ports ou rades ; car c'est toujours
dans ces endroits où la maladie commence, et c'est
de l'intérieur des bâtimens que sortent les émanations
qui donnent lieu au développement de la fièvre jaune.
Quant aux marins qui sont obligés de rester dans les
navires, les capitaines et les officiers doivent veiller à
ce que les bâtimens soient tenus proprement, et que la
nourriture soit de bonne qualité. Ils doivent surtout em-
pêcher l'abus des liqueurs alcooliques ; car c'est ce qui
fait périr aux Antilles la plus grande partie des matelots.

Cependant, quelques navires sont tellement infectés,
que leurs équipages sont frappés en entier de la fièvre
jaune, et c'est là qu'elle déploie le plus de fureur. Pour ar-
rêter le mal, il faut : 1°. éloigner ces bâtimens, les mettre
dans un lieu où ils soient hors de la portée des autres
navires, afin que les émanations qu'ils fournissent ne
puissent pas les atteindre ; 2°. faire sortir tous les marins qui ne seraient pas acclimatés, et y substituer des
nègres, ou des matelots qui seraient déjà faits au climat : car, tous les individus acclimatés peuvent rester
impunément dans les bâtimens infectés, et travailler
à leur assainissement. Il consiste à les décharger,
à changer le lest, surtout s'il y a quelque temps
qu'on ne l'a pas renouvelé ; à enlever les bordages où
se logent des insectes : car on a observé que les ravets
et craclas (blatta américana), qui se tiennent dans ces
bordages, occasionnent une odeur très-désagréable,
ce qui doit ajouter aux causes infectantes. Il faut en-

suite gratter tout l'intérieur du bâtiment, le laver
à grande eau, le laisser sécher, et le laver de
nouveau avec le chlorure de chaux étendu dans suffi-
sante quantité d'eau. On peut aussi, à défaut de ce
moyen, se servir d'une eau de chaux vive bien saturée.

On pourra également faire usage des fumigations de
souffre ou de celles indiquées par M. Guyton de Mor-
veau. On aura soin, lorsqu'on fera ces fumigations, de
fermer les écoutilles. On pourrait aussi placer du feu
sous la carlingue pendant vingt-quatre ou trente-six
heures.

Les individus non acclimatés ne doivent point fré-
quenter ces navires jusques à leur parfait assainissement. — Je suis très-persuadé que ces moyens, employés
à temps opportun, et exécutés avec la plus scrupuleuse
exactitude, conserveraient la vie et la santé de beaucoup de marins. En diminuant la masse de l'infection,
on contribuerait aussi à rendre les épidémies qui ra-
vagent les villes maritimes beaucoup moins meurtrières (1).

Quant au déchargement complet de ces navires,
au changement de lest, au lavage intérieur, je conviens que dans quelques circonstances il serait très-
difficile, et quelquefois impossible d'exécuter avec
exactitude le déchargement complet, le changement

_____

(1) Je sais que les précautions que j'indique ci-dessus nécessite-
raient quelques travaux de plus, et par conséquent quelques dépenses.
Mais que ne doit-on pas faire pour conserver la vie des hommes? D'ailleurs, à tout calculer, ces dépenses seraient peut-être moindres que
celles que causent les maladies des équipages.

de lest et le lavage intérieur. Dans ces cas, on lavera, on grattera tout ce qu'on pourra atteindre; on y introduira une assez grande quantité d'eau, qu'on retirera par les pompes, et on renouvellera ce lavage le plus souvent possible. Ce qui me fait croire que ce moyen serait très-utile, c'est la remarque qu'on a faite, même dans les plus fortes épidémies, que lorsque des navires font beaucoup d'eau et qu'il faut pomper souvent, l'infection y est moins forte. Il serait aussi convenable d'établir à demeure des manches à vent, afin de renouveler l'air plus facilement et plus promptement.

La faculté infectante n'est pas particulière aux navires qui ont servi à faire la traite des nègres, comme l'a dit tout récemment M. le docteur Audouard; car on la voit aussi dans les bâtimens du roi, et dans nombre de ceux du commerce qui n'ont pas fait la traite et qui même n'ont pas communiqué avec aucun de ceux qui ont été employés à ce trafic. Les exemples de semblables faits sont nombreux. La flottille partie de Tarente pour porter des troupes à Saint-Domingue, en 1802, en a fourni un très-remarquable. La fièvre jaune s'y manifesta lorsque ces bâtimens arrivèrent dans les parages où la disposition atmosphérique était favorable à son développement (1).

Dans l'épidémie qui se manifesta aux Antilles en 1816, on a vu plusieurs bâtimens du roi qui étaient fortement infectés, et où la fièvre jaune a produit de

----

(1) Voyez ce que j'ai dit relativement aux conditions nécessaires au développement de la fièvre jaune, dans le Mémoire sur la non-contagion, page 12, et suivantes.

forts ravages. Je citerai notamment les gabares l'*É-glantine*, l'*Expéditive*, les frégates la *Néréïde*, l'*A-fricaine*, la corvette l'*Egerie*, le brick l'*Euryale*. Je pourrais citer encore un plus grand nombre de faits semblables ; car on en trouve dans presque tous les ouvrages des médecins qui ont écrit après avoir observé la propagation de cette maladie.

Une autre preuve que la fièvre jaune n'est pas spéciale aux bâtimens négriers, c'est que cette maladie est inconnue aux îles de France et de Bourbon. Cependant, depuis des siècles, ces îles ont reçu des navires chargés de nègres, qui n'auraient pas manqué de la communiquer si elle était spécialement communiquable par ces navires.

Pour donner plus de poids à son opinion, M. le docteur Audouard a dit que la fièvre jaune n'était point originaire d'Amérique ; que la plupart des médecins de ce pays avaient confondu les fièvres provenant des émanations marécageuses avec la fièvre jaune, comme cela est arrivé quelquefois pour celles qui règnent à Rome, à Mantoue, et dans d'autres pays chauds et marécageux.

Je conviens que quelques médecins ont fait cette erreur ; mais plusieurs aussi ne l'ont point commise : ce sont ceux qui ont suivi la fièvre jaune et qui l'ont observée assez de temps pour bien l'étudier. Dans un autre travail, j'établirai la différence qui existe entre la fièvre jaune et les fièvres des pays marécageux. Dans ce moment, je me bornerai à dire qu'aux Antilles il y a beaucoup d'endroits où il existe des marais, et où ja-

mais on ne voit la fièvre jaune, tandis qu'il y en a
d'autres hors de leur portée où elle exerce ses ravages.
La ville de Saint-Pierre-Martinique est dans ce cas.

M. Audouard, pour appuyer davantage son opinion,
dit que la fièvre jaune n'a été connue que long-temps
après l'établissement de la traite des nègres. Je crois
qu'il se trompe. Tout fait présumer que cette maladie
a sévi sur les premiers Européens qui ont abordé au
Nouveau-Monde. C'est l'opinion de presque tous les
écrivains qui se sont occupés de faire des recherches
à ce sujet. D'autre part, j'observerai que la fièvre jaune
ne s'est pas toujours manifestée lors de l'arrivée des
négriers; car on a vu des espaces de temps assez
longs sans qu'elle ait paru aux Antilles, quoiqu'il
n'ait pas cessé d'en arriver. A ce sujet, je ferai remar-
quer que M. le docteur Audouard a été mal informé
sur la manière dont il dit que les nègres étaient traités
à bord de ces bâtimens. Sans être l'apologiste de ce
commerce, je dois dire ce que j'en ai vu. Pendant
le temps que j'ai resté à la Martinique, il y est arrivé
plusieurs négriers, et certes, les nègres n'y étaient pas
traités aussi inhumainement qu'on se plaît à le répan-
dre. Mettant même tout sentiment d'humanité à part,
et ne considérant la chose que sous le rapport de l'in-
térêt particulier, ne doit-on pas supposer qu'on ne né-
gligeait aucune précaution pour les conserver dans le
meilleur état possible, puisque le prix plus ou moins
élevé tenait au bon ou mauvais état où ils se trouvaient
lorsqu'on les livrait?

Dans tous les pays, les fatigues trop fortes sont nui-

sibles ; mais elles le sont davantage sous le climat de
la zone torride. On doit donc éviter les travaux trop
rudes ; cependant il convient de faire un exercice
modéré : car , l'excès de l'inaction serait peut-être
aussi dangereux. Il faut éviter les fortes impressions
du soleil, l'humidité de la nuit, et les courans d'air,
surtout lorsqu'on a chaud ; la transpiration dans
ces climats est si abondante, que sa suppression cause
toujours des accidens plus ou moins fâcheux. J'ai vu plusieurs individus périr dans un état d'asphyxie, par l'effet
de cette suppression qui s'était opérée avec promptitude.

La fièvre jaune étant la maladie la plus redoutable
pour les Européens qui vont aux Antilles, est celle par
conséquent contre laquelle on doit prendre plus de
précautions. Malheureusement, jusqu'à ce jour, on n'a
pas encore trouvé dans l'hygiène de moyens pour s'en
garantir d'une manière absolue. On peut s'y soustraire
néanmoins en fuyant les lieux où elle exerce ses ravage-
ges. L'Européen qui va de suite habiter la campagne,
ne la contracte point ; mais il faut qu'il y reste tout le
temps de l'épidémie, ou jusqu'à ce qu'il soit acclimaté :
le séjour de quelques heures dans les lieux infectés
suffit pour qu'elle sévisse. Je sens bien que le plus grand
nombre de ceux qui vont aux Colonies, sont des marins, ou des commerçans que leurs affaires obligent de
rester dans les villes maritimes ; et c'est précisément
dans ces villes que la maladie exerce ses ravages.

Quoique la médecine n'ait pas encore de préservatif,
assuré contre cette cruelle maladie, on ne doit pas
cependant négliger l'emploi de quelques moyens qui,

2*

sans en garantir absolument , diminuent son intensité et le nombre de ses victimes.

Nous avons déjà indiqué le régime et la conduite que doivent tenir tous les Européens qui vont aux Antilles ; nous allons maintenant dire deux mots sur quelques précautions relatives à la constitution des individus.

Il est généralement reconnu que les hommes doués d'une constitution forte et vigoureuse , ceux qui ont abusé d'un régime excitant et ceux qui ont éprouvé de grandes fatigues , exposés à l'ardeur du soleil, sont plus exposés à prendre la fièvre jaune , et qu'elle exerce chez eux toutes ses fureurs.

On sait que les personnes qui ont habité le Nord y sont surtout disposées , parce qu'elles ont en général la constitution dont nous venons de parler.

On voit, au contraire , qu'elle sévit avec moins de force sur les individus d'une constitution faible, tels que les femmes, les enfans, les vieillards. On a fait la même remarque pour ceux qui ont habité les régions méridionales de l'Europe. J'ai observé à la Martinique, notamment lors de l'épidémie si meurtrière de 1803 , que les troupes qui avaient fait la guerre en Egypte , en Italie , etc. , avaient eu beaucoup moins de malades que celles qui avaient toujours été dans le Nord. D'autre part, on sait que les acclimatés ne la prennent point; ce qui tient en partie, selon moi, à la diminution de la force constitutionnelle résultant des chaleurs de la zone torride.

De toutes ces considérations, il résulte que les moyens

les plus convenables pour prévenir la fièvre jaune ou pour
en diminuer l'intensité, consistent dans l'emploi métho-
dique des antiphlogistiques. Ainsi, on fera usage des boissons de cette nature, des bains légèrement dégourdis et
des clystères analogues ; on aura recours aussi à des évacuations sanguines, lorsque la constitution de l'individu
le permet. Chez les sujets très-forts, les saignées généra-
les doivent être pratiquées et répétées selon les forces du
sujet. Par ce moyen, on mettra la fibre à l'unisson des
gens du pays, ou, comme on le dit vulgairement, on les
créolisera. Lorsqu'on a diminué la pléthore générale,
ou que les individus ne la présentent pas naturellement,
j'ai obtenu des avantages de l'application des sangsues.
Je crois même être parvenu, dans plusieurs ci: cons-
tances, à faire avorter la maladie ; mais pour cela, il
faut en faire usage de très-bonne heure, avant que l'en-
gorgement capillaire soit porté à un certain degré. Cette
application réussit particulièrement dans les engorge-
mens locaux : ainsi, lorsque la tête est prise, qu'il y
a douleur, pesanteur, il faut la faire à la nuque, aux
tempes, derrière les oreilles, au cou ; sur le thorax,
dans les embarras du poumon ; sur la région épigastri-
que, quand l'estomac est douloureux, surtout s'il y a
des éructations ou des envies de vomir ; sur la région
lombaire, à l'anus ou aux cuisses, dans les douleurs
de reins, du bas-ventre, etc. Il ne faut pas craindre
de perdre un peu de sang ; il faut les laisser couler,
et en récidiver l'application si les accidens persistent.
C'est, je puis le dire, un des meilleurs moyens, et
comme préservatif et comme curatif. Mais, je le ré-

pète, il faut qu'il soit employé de bonne heure. Malheureusement on ne trouve pas toujours des sangsues aux
Antilles ; je ne saurais trop recommander d'en porter
d'Europe : il serait peut-être possible de les y natura-
liser, en se servant du procédé indiqué par M. Noble,
inséré dans le *Journal universel des Sciences médicales*
du mois d'Avril 1823, p. 120, et dans le *Journal mé-
dical de la Gironde* du mois d'Avril 1824, p. 274.

Il convient aussi de tenir le ventre libre par quelques
clystères émolliens. Quand j'ai jugé les purgatifs nécessaires, je me suis servi avec avantage d'une potion
composée de deux onces d'huile de palma-christi, de
suc d'orange et d'une once de sirop ordinaire. L'on
mêle le tout ensemble, qu'on donne par cuillerée toutes
les heures. On répète plus ou moins cette potion, suivant
les évacuations qu'on en obtient. Ce purgatif évacue sans
irriter les muqueuses, et on a l'avantage de graduer en
quelque sorte les évacuations. Je ne me suis jamais
bien trouvé des purgatifs drastiques que plusieurs médecins conseillent.

Les vomitifs réussissent quelquefois ; mais il faut
mettre la plus grande prudence dans leur administra-
tion. Ils ne peuvent convenir qu'autant qu'il n'y a aucun
symptôme d'irritation, et que l'estomac est surchargé
de matières saburrales. Dans ce cas, la secousse qu'ils
opèrent peut être salutaire.

Plusieurs médecins ont conseillé de donner le quin-
quina comme préservatif : j'avoue en avoir fait usage
sans en avoir obtenu aucun succès ; j'ai même souvent
observé un effet tout contraire.

Les exutoires ont été proposés comme moyens prophylactiques : je n'ai pas vu qu'ils aient répondu à l'attente qu'on s'en était faite. Je pense que l'état de faiblesse occasionné par les causes qui avaient nécessité leur application, y a plus contribué que l'exutoire : la preuve, c'est qu'ils n'ont point réussi lorsqu'on les a placés *ad hoc*.

Il en est de même de la syphilis, qu'on a dit être un préservatif. J'ai eu occasion de voir plusieurs malades chez qui cette complication a été très-funeste. A la vérité, il s'est trouvé quelques individus qui avaient un écoulement gonorrhoïque ancien et simple, qui en ont été préservés ; mais c'est aux boissons tempérantes, au régime antiphlogistique que ces individus avaient observé pour se guérir de la gonorrhée, qu'on doit cet effet, et non à cet écoulement, ni à la nature de la maladie.

Les huileux ont été conseillés par quelques médecins, non-seulement comme moyen préservatif, mais encore comme moyen curatif. Ces médecins ont pensé que la cause efficiente de la fièvre jaune pouvait agir sur nos organes à la manière des caustiques, et qu'en conséquence les huileux pourraient en atténuer les effets. Ils ont été conduits à cette idée par les lésions qu'on trouve plus fortement et plus ordinairement aux muqueuses de l'œsophage, de l'estomac et des intestins. On a également pensé que l'huile employée en frictions, en bouchant les pores de la peau, empêcherait l'absorption des causes infectantes qui se trouvent dans l'atmosphère. M. le docteur Sehus,

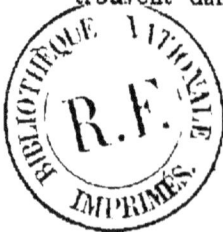

. médecin danois , qui a pratiqué la médecine à l'île Sainte - Croix , dit avoir employé des frictions huileuses sur des soldats , et il croit que ces frictions les ont préservés de la maladie. Don Juan Arias , médecin à Carthagène , dit avoir guéri , par l'usage de l'huile d'olive , des individus chez qui la maladie était très-fortement caractérisée. Il l'a employée à l'intérieur et en frictions. Je l'ai administrée dans diverses circonstances sans en avoir obtenu aucun résultat sensible. J'avoue que n'en ayant fait usage que dans les derniers temps de ma pratique , ces essais n'ont pas été assez multipliés pour m'autoriser à prononcer sur la vertu préservative et curative qu'on lui attribue. Il est prudent d'attendre que d'autres faits , et une plus longue expérience , achèvent de nous éclairer sur l'efficacité des huileux.

Je crois que l'on me saura gré de présenter ici quelques considérations sur les conditions individuelles qui forment ce que j'appelle *l'acclimatement.*

Cette condition idiosyncrasique s'acquiert par l'habitude qui rend nulle l'action qu'exercent ordinairement sur nos organes les causes procréatrices de la fièvre jaune. Je fonde cette théorie : 1°. sur ce que les indigènes des Antilles, ainsi que les Européens acclimatés, perdent le privilège de l'acclimatement, lorsqu'ils ont habité pendant quelque temps les pays froids ; 2°. sur ce que, parmi le petit nombre de créoles qui ont été atteints de la fièvre jaune, sans être sortis de la Colonie, il ne se trouve que des habitans des lieux élevés , où la température est moins chaude,

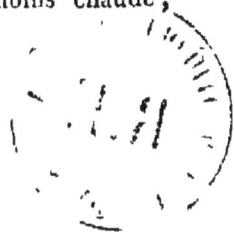

et qui sont venus dans les lieux infectés pendant le règne des violentes épidémies; 3°. sur ce que j'ai observé que parmi les acclimatés qui avaient passé quelque temps dans les pays froids, c'était les jeunes gens qui perdaient le plus vîte le privilège de l'acclimatement.

J'ai vu plusieurs jeunes créoles atteints de la maladie lors de leur retour dans leur famille, après avoir passé quelques années en Europe pour leur éducation; de vieux marins, au contraire, qui n'avaient pas fréquenté les Antilles depuis douze, quinze, et même vingt ans, ne la prenaient pas : j'ai fait cette remarque chez nombre d'individus qui n'avaient point fait ces voyages durant la guerre de la révolution, et qui sont revenus aux Antilles en 1816 et 1817, lorsque la maladie exerçait de très-grands ravages.

Tous les individus arrivés aux Colonies depuis deux et même trois ans, sont encore susceptibles de prendre la fièvre jaune, et cette susceptibilité est d'autant plus grande, qu'ils sont plus nouvellement arrivés. Mais cette disposition s'affaiblit peu à peu. Ceux qui débarquent lorsque l'épidémie règne, et qui restent dans les lieux infectés, s'y habituent plus vîte, et il est rare qu'après un an de séjour ils puissent la contracter.

Ceux qui ont eu la maladie peuvent être considérés comme acclimatés; car il y a peu d'exemples de récidive. Ceux qui, débarqués pendant l'épidémie, vont se réfugier dans un lieu où elle ne règne pas, ne s'acclimatent pas aussi vîte. J'en ai vu plusieurs qui, après être restés trois ans dans l'intérieur de la Colonie, l'ont contractée venant dans les lieux infectés.

L'habitude de la chaleur diminue bien cette prédisposition individuelle, mais il faut beaucoup de temps pour qu'elle la détruise entièrement; j'en tire la preuve dans ce qui vient d'être exposé dans les différens modes d'acclimatement. Une autre preuve se déduit encore du fait suivant : les individus qui ont habité les côtes d'Afrique ou les Indes-Orientales n'en sont pas exempts. J'ai donné des soins à plusieurs personnes qui étaient dans cette dernière catégorie, notamment à l'équipage du brick l'*Angélique*, capitaine Carousin, qui a succombé lui-même à cette maladie; presque tout son équipage en a été atteint, malgré qu'il eût resté long-temps à l'île Bourbon, et qu'il fût arrivé directement de cette Colonie à la Martinique au mois de Novembre 1816. A cette même époque, la Colonie perdit son respectable commandant en second, le comte de Montarbi, qui avait habité long-temps les Indes-Orientales.

Avant de terminer un article que je consacre surtout à des hommes que leur courage et les privations qu'ils supportent rendent si intéressans, je ferai l'observation bien importante, qu'aux Antilles plus que partout ailleurs, il importe d'appeler un médecin de bonne heure. Les maladies y marchent avec tant de rapidité, qu'elles ne laissent souvent qu'un moment pour les combattre : on ne saurait donc trop se hâter de les attaquer dès leur début.

FIN.

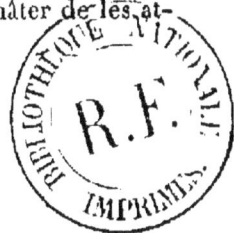